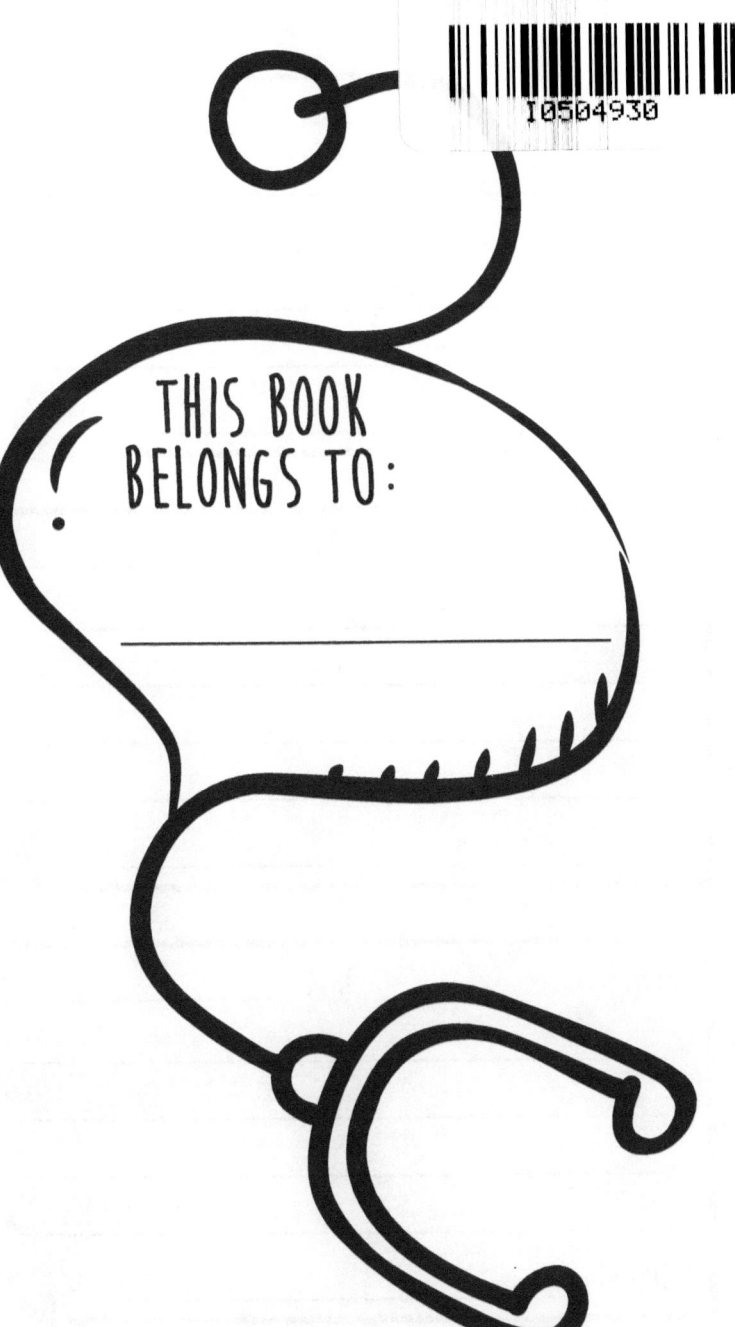

THIS BOOK
BELONGS TO:

_____

"

DATE: _____

_____

_____

_____

_____

NAME: _____
"

"

DATE: _____

_____

_____

_____

_____

NAME: _____
"

"

DATE: _____

_____

_____

_____

_____

NAME: _____
"

DATE: _____

_____

_____

_____

_____

NAME: _____

MEMORIES

_____

_____

_____

_____

_____

_____

_____

_____

_____

_____

_____

" DATE: _____

_____

_____

_____

_____

NAME: _____ **"**

" DATE: _____

_____

_____

_____

_____

NAME: _____ **"**

" DATE: _____

_____

_____

_____

_____

NAME: _____ **"**

DATE: _____

_____

_____

_____

_____

NAME: _____

MEMORIES

_____

_____

_____

_____

_____

_____

_____

_____

_____

_____

" DATE: _____

_____
_____
_____
_____

NAME: _____ **"**

" DATE: _____

_____
_____
_____
_____

NAME: _____ **"**

" DATE: _____

_____
_____
_____
_____

NAME: _____ **"**

DATE: _____

_____

_____

_____

_____

NAME: _____

MEMORIES

_____

_____

_____

_____

_____

_____

_____

_____

_____

_____

DATE: _____

_____

_____

_____

_____

NAME: _____

DATE: _____

_____

_____

_____

_____

NAME: _____

DATE: _____

_____

_____

_____

_____

NAME: _____

DATE: _____

_____

_____

_____

_____

NAME: _____

MEMORIES

_____

_____

_____

_____

_____

_____

_____

_____

_____

_____

DATE: _____

_____

_____

_____

_____

NAME: _____

DATE: _____

_____

_____

_____

_____

NAME: _____

DATE: _____

_____

_____

_____

_____

NAME: _____

DATE: _____

_____

_____

_____

_____

NAME: _____

MEMORIES

_____

_____

_____

_____

_____

_____

_____

_____

_____

_____

_____

_____

DATE: _____

_____

_____

_____

_____

NAME: _____

DATE: _____

_____

_____

_____

_____

NAME: _____

DATE: _____

_____

_____

_____

_____

NAME: _____

DATE: _____

_____

_____

_____

_____

NAME: _____

MEMORIES

_____

_____

_____

_____

_____

_____

_____

_____

_____

_____

_____

_____

DATE: _____

_____

_____

_____

_____

NAME: _____

DATE: _____

_____

_____

_____

_____

NAME: _____

DATE: _____

_____

_____

_____

_____

NAME: _____

DATE: _____

_____

_____

_____

_____

NAME: _____

MEMORIES

_____

_____

_____

_____

_____

_____

_____

_____

_____

_____

_____

DATE: _____

_____

_____

_____

_____

NAME: _____

DATE: _____

_____

_____

_____

_____

NAME: _____

DATE: _____

_____

_____

_____

_____

NAME: _____

DATE: _____

_____

_____

_____

_____

NAME: _____

MEMORIES

_____

_____

_____

_____

_____

_____

_____

_____

_____

_____

_____

❝

DATE: _____

_____

_____

_____

_____

NAME: _____ **❞**

❝

DATE: _____

_____

_____

_____

_____

NAME: _____ **❞**

❝

DATE: _____

_____

_____

_____

_____

NAME: _____ **❞**

DATE: _____

_____

_____

_____

_____

NAME: _____

MEMORIES

_____

_____

_____

_____

_____

_____

_____

_____

_____

_____

_____

DATE: _____

_____

_____

_____

_____

NAME: _____

DATE: _____

_____

_____

_____

_____

NAME: _____

DATE: _____

_____

_____

_____

_____

NAME: _____

DATE: _____

_____

_____

_____

_____

NAME: _____

MEMORIES

_____

_____

_____

_____

_____

_____

_____

_____

_____

_____

DATE: _____

_____

_____

_____

_____

NAME: _____

DATE: _____

_____

_____

_____

_____

NAME: _____

DATE: _____

_____

_____

_____

_____

NAME: _____

DATE: _____

_____

_____

_____

_____

NAME: _____

MEMORIES

_____

_____

_____

_____

_____

_____

_____

_____

_____

_____

_____

DATE: _____

_____

_____

_____

_____

NAME: _____

DATE: _____

_____

_____

_____

_____

NAME: _____

DATE: _____

_____

_____

_____

_____

NAME: _____

DATE: _____

_____

_____

_____

_____

NAME: _____

MEMORIES

_____

_____

_____

_____

_____

_____

_____

_____

_____

_____

_____

_____

DATE: _____

_____
_____
_____
_____

NAME: _____

DATE: _____

_____
_____
_____
_____

NAME: _____

DATE: _____

_____
_____
_____
_____

NAME: _____

MEMORIES

_____

_____

_____

_____

_____

_____

_____

_____

_____

_____

_____

_____

DATE: _____

_____

_____

_____

_____

NAME: _____

DATE: _____

_____

_____

_____

_____

NAME: _____

DATE: _____

_____

_____

_____

_____

NAME: _____

DATE: _____

_____

_____

_____

_____

NAME: _____

MEMORIES

_____

_____

_____

_____

_____

_____

_____

_____

_____

_____

_____

" DATE: _____

_____

_____

_____

_____

NAME: _____ **"**

" DATE: _____

_____

_____

_____

_____

NAME: _____ **"**

" DATE: _____

_____

_____

_____

_____

NAME: _____ **"**

66

DATE: _____

_____

_____

_____

_____

NAME: _____

99

MEMORIES

_____

_____

_____

_____

_____

_____

_____

_____

_____

_____

DATE: _____

_____
_____
_____
_____

NAME: _____

DATE: _____

_____
_____
_____
_____

NAME: _____

DATE: _____

_____
_____
_____
_____

NAME: _____

DATE: _____

_____

_____

_____

_____

NAME: _____

MEMORIES

_____

_____

_____

_____

_____

_____

_____

_____

_____

_____

_____

" DATE: _____

_____

_____

_____

_____

NAME: _____ **"**

" DATE: _____

_____

_____

_____

_____

NAME: _____ **"**

" DATE: _____

_____

_____

_____

_____

NAME: _____ **"**

DATE: _____

_____

_____

_____

_____

NAME: _____

MEMORIES

_____

_____

_____

_____

_____

_____

_____

_____

_____

_____

" DATE: _____

_____

_____

_____

_____

NAME: _____ **"**

" DATE: _____

_____

_____

_____

_____

NAME: _____ **"**

" DATE: _____

_____

_____

_____

_____

NAME: _____ **"**

DATE: _____

_____
_____
_____
_____

NAME: _____

MEMORIES

_____
_____
_____
_____
_____
_____
_____
_____
_____
_____
_____

DATE: _____

_____

_____

_____

_____

NAME: _____

DATE: _____

_____

_____

_____

_____

NAME: _____

DATE: _____

_____

_____

_____

_____

NAME: _____

DATE: _____

_____

_____

_____

_____

NAME: _____

MEMORIES

_____

_____

_____

_____

_____

_____

_____

_____

_____

_____

_____

" DATE: _____

_____

_____

_____

_____

NAME: _____ **"**

" DATE: _____

_____

_____

_____

_____

NAME: _____ **"**

" DATE: _____

_____

_____

_____

_____

NAME: _____ **"**

DATE: _____

_____

_____

_____

_____

NAME: _____

MEMORIES

_____

_____

_____

_____

_____

_____

_____

_____

_____

_____

DATE: _____

_____

_____

_____

_____

NAME: _____

DATE: _____

_____

_____

_____

_____

NAME: _____

DATE: _____

_____

_____

_____

_____

NAME: _____

DATE: _____

_____

_____

_____

_____

NAME: _____

MEMORIES

_____

_____

_____

_____

_____

_____

_____

_____

_____

_____

_____

DATE: _____

_____
_____
_____
_____

NAME: _____

DATE: _____

_____
_____
_____
_____

NAME: _____

DATE: _____

_____
_____
_____
_____

NAME: _____

DATE: _____

_____

_____

_____

_____

NAME: _____

MEMORIES

_____

_____

_____

_____

_____

_____

_____

_____

_____

_____

_____

DATE: _____

_____
_____
_____
_____

NAME: _____

DATE: _____

_____
_____
_____
_____

NAME: _____

DATE: _____

_____
_____
_____
_____

NAME: _____

DATE: _____

_____

_____

_____

_____

NAME: _____

MEMORIES

_____

_____

_____

_____

_____

_____

_____

_____

_____

_____

" DATE: _____

_____
_____
_____
_____

NAME: _____ **"**

" DATE: _____

_____
_____
_____
_____

NAME: _____ **"**

" DATE: _____

_____
_____
_____
_____

NAME: _____ **"**

DATE: _____

_____

_____

_____

_____

NAME: _____

MEMORIES

_____

_____

_____

_____

_____

_____

_____

_____

_____

_____

" DATE: _____

_____
_____
_____
_____

NAME: _____ **"**

" DATE: _____

_____
_____
_____
_____

NAME: _____ **"**

" DATE: _____

_____
_____
_____
_____

NAME: _____ **"**

DATE: _____

_____

_____

_____

_____

NAME: _____

MEMORIES

_____

_____

_____

_____

_____

_____

_____

_____

_____

_____

_____

" DATE: _____

_____

_____

_____

_____

NAME: _____ **"**

" DATE: _____

_____

_____

_____

_____

NAME: _____ **"**

" DATE: _____

_____

_____

_____

_____

NAME: _____ **"**

DATE: _____

_____

_____

_____

_____

NAME: _____

MEMORIES

_____

_____

_____

_____

_____

_____

_____

_____

_____

_____

_____

" DATE: _____

_____

_____

_____

_____

NAME: _____ **"**

" DATE: _____

_____

_____

_____

_____

NAME: _____ **"**

" DATE: _____

_____

_____

_____

_____

NAME: _____ **"**

DATE: _____

_____

_____

_____

_____

NAME: _____

MEMORIES

_____

_____

_____

_____

_____

_____

_____

_____

_____

_____

_____

DATE: _____

_____

_____

_____

_____

NAME: _____

DATE: _____

_____

_____

_____

_____

NAME: _____

DATE: _____

_____

_____

_____

_____

NAME: _____

DATE: _____

_____

_____

_____

_____

NAME: _____

MEMORIES

_____

_____

_____

_____

_____

_____

_____

_____

_____

_____

_____

_____

DATE: _____

_____

_____

_____

_____

NAME: _____

DATE: _____

_____

_____

_____

_____

NAME: _____

DATE: _____

_____

_____

_____

_____

NAME: _____

66

DATE: _____

_____

_____

_____

_____

NAME: _____

99

MEMORIES

_____

_____

_____

_____

_____

_____

_____

_____

_____

_____

" DATE: _____

_____
_____
_____
_____

NAME: _____ "

" DATE: _____

_____
_____
_____
_____

NAME: _____ "

" DATE: _____

_____
_____
_____
_____

NAME: _____ "

DATE: _____

_____

_____

_____

_____

NAME: _____

MEMORIES

_____

_____

_____

_____

_____

_____

_____

_____

_____

_____

_____

" DATE: _____

_____

_____

_____

_____

NAME: _____ **"**

" DATE: _____

_____

_____

_____

_____

NAME: _____ **"**

" DATE: _____

_____

_____

_____

_____

NAME: _____ **"**

DATE: _____

_____

_____

_____

_____

NAME: _____

MEMORIES

_____

_____

_____

_____

_____

_____

_____

_____

_____

_____

_____

"

DATE: _____

_____

_____

_____

_____

NAME: _____ **"**

"

DATE: _____

_____

_____

_____

_____

NAME: _____ **"**

"

DATE: _____

_____

_____

_____

_____

NAME: _____ **"**

DATE: _____

_____

_____

_____

_____

NAME: _____

MEMORIES

_____

_____

_____

_____

_____

_____

_____

_____

_____

_____

_____

DATE: _____

_____
_____
_____
_____

NAME: _____

DATE: _____

_____
_____
_____
_____

NAME: _____

DATE: _____

_____
_____
_____
_____

NAME: _____

DATE: _____

_____

_____

_____

_____

NAME: _____

MEMORIES

_____

_____

_____

_____

_____

_____

_____

_____

_____

_____

_____

66

DATE: _____

_____

_____

_____

_____

NAME: _____

99

66

DATE: _____

_____

_____

_____

_____

NAME: _____

99

66

DATE: _____

_____

_____

_____

_____

NAME: _____

99

DATE: _____

_____

_____

_____

_____

NAME: _____

MEMORIES

_____

_____

_____

_____

_____

_____

_____

_____

_____

_____

_____

❝

DATE: _____

_____

_____

_____

_____

NAME: _____

❞

❝

DATE: _____

_____

_____

_____

_____

NAME: _____

❞

❝

DATE: _____

_____

_____

_____

_____

NAME: _____

❞

DATE: _____

_____

_____

_____

_____

NAME: _____

MEMORIES

_____

_____

_____

_____

_____

_____

_____

_____

_____

_____

"

DATE: _____

_____

_____

_____

_____

NAME: _____   **"**

"

DATE: _____

_____

_____

_____

_____

NAME: _____   **"**

"

DATE: _____

_____

_____

_____

_____

NAME: _____   **"**

DATE: _____

_____

_____

_____

_____

NAME: _____

MEMORIES

_____

_____

_____

_____

_____

_____

_____

_____

_____

_____

_____

" DATE: _____

_____

_____

_____

_____

NAME: _____ **"**

" DATE: _____

_____

_____

_____

_____

NAME: _____ **"**

" DATE: _____

_____

_____

_____

_____

NAME: _____ **"**

DATE: _____

_____

_____

_____

_____

NAME: _____

MEMORIES

_____

_____

_____

_____

_____

_____

_____

_____

_____

_____

_____

"

DATE: _____

_____
_____
_____
_____

NAME: _____

"

DATE: _____

_____
_____
_____
_____

NAME: _____

"

DATE: _____

_____
_____
_____
_____

NAME: _____

DATE: _____

_____

_____

_____

_____

NAME: _____

MEMORIES

_____

_____

_____

_____

_____

_____

_____

_____

_____

_____

_____

"

DATE: _____

_____

_____

_____

_____

NAME: _____

"

DATE: _____

_____

_____

_____

_____

NAME: _____

"

DATE: _____

_____

_____

_____

_____

NAME: _____

DATE: _____

_____

_____

_____

_____

NAME: _____

MEMORIES

_____

_____

_____

_____

_____

_____

_____

_____

_____

_____

_____

DATE: _____

_____

_____

_____

_____

NAME: _____

DATE: _____

_____

_____

_____

_____

NAME: _____

DATE: _____

_____

_____

_____

_____

NAME: _____

66

DATE: _____

_____

_____

_____

_____

NAME: _____ 🎵🎵

MEMORIES

_____

_____

_____

_____

_____

_____

_____

_____

_____

_____

_____

_____

DATE: _____

_____

_____

_____

_____

NAME: _____

DATE: _____

_____

_____

_____

_____

NAME: _____

DATE: _____

_____

_____

_____

_____

NAME: _____

DATE: _____

_____

_____

_____

_____

NAME: _____

MEMORIES

_____

_____

_____

_____

_____

_____

_____

_____

_____

_____

_____

"

DATE: _____

_____

_____

_____

_____

NAME: _____

"

"

DATE: _____

_____

_____

_____

_____

NAME: _____

"

"

DATE: _____

_____

_____

_____

_____

NAME: _____

"

DATE: _____

_____

_____

_____

_____

NAME: _____

MEMORIES

_____

_____

_____

_____

_____

_____

_____

_____

_____

_____

" DATE: _____

_____
_____
_____
_____

NAME: _____ **"**

" DATE: _____

_____
_____
_____
_____

NAME: _____ **"**

" DATE: _____

_____
_____
_____
_____

NAME: _____ **"**

DATE: _____

_____

_____

_____

_____

NAME: _____

MEMORIES

_____

_____

_____

_____

_____

_____

_____

_____

_____

_____

_____

" DATE: _____

_____

_____

_____

_____

NAME: _____ **"**

" DATE: _____

_____

_____

_____

_____

NAME: _____ **"**

" DATE: _____

_____

_____

_____

_____

NAME: _____ **"**

DATE: _____

_____

_____

_____

_____

NAME: _____

MEMORIES

_____

_____

_____

_____

_____

_____

_____

_____

_____

_____

DATE: _____

_____
_____
_____
_____

NAME: _____

DATE: _____

_____
_____
_____
_____

NAME: _____

DATE: _____

_____
_____
_____
_____

NAME: _____

66

DATE: _____

_____

_____

_____

_____

NAME: _____

99

MEMORIES

_____

_____

_____

_____

_____

_____

_____

_____

_____

_____

_____

"

DATE: _____

_____

_____

_____

_____

NAME: _____

"

DATE: _____

_____

_____

_____

_____

NAME: _____

"

DATE: _____

_____

_____

_____

_____

NAME: _____

66

DATE: _____

_____

_____

_____

_____

NAME: _____

99

MEMORIES

_____

_____

_____

_____

_____

_____

_____

_____

_____

_____

_____

DATE: _____

_____

_____

_____

_____

NAME: _____

DATE: _____

_____

_____

_____

_____

NAME: _____

DATE: _____

_____

_____

_____

_____

NAME: _____

DATE: _____

_____

_____

_____

_____

NAME: _____

MEMORIES

_____

_____

_____

_____

_____

_____

_____

_____

_____

_____

_____

_____

66

DATE: _____

_____

_____

_____

_____

NAME: _____   99

66

DATE: _____

_____

_____

_____

_____

NAME: _____   99

66

DATE: _____

_____

_____

_____

_____

NAME: _____   99

DATE: _____

_____

_____

_____

_____

NAME: _____

MEMORIES

_____

_____

_____

_____

_____

_____

_____

_____

_____

_____

DATE: _____

_____

_____

_____

_____

NAME: _____

DATE: _____

_____

_____

_____

_____

NAME: _____

DATE: _____

_____

_____

_____

_____

NAME: _____

DATE: _____

_____

_____

_____

_____

NAME: _____

MEMORIES

_____

_____

_____

_____

_____

_____

_____

_____

_____

_____

_____

_____

DATE: _____

_____
_____
_____
_____

NAME: _____

DATE: _____

_____
_____
_____
_____

NAME: _____

DATE: _____

_____
_____
_____
_____

NAME: _____